Dr Armand SAVORNIN

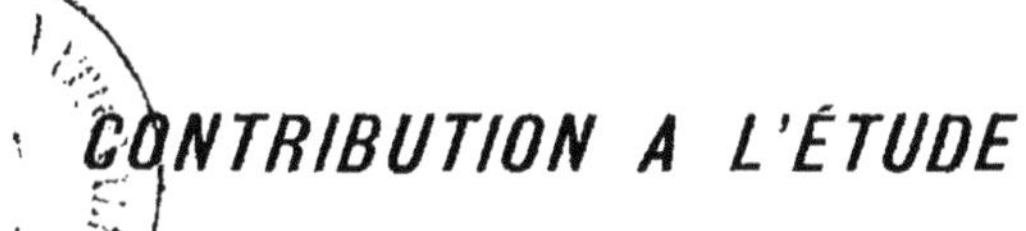

CONTRIBUTION A L'ÉTUDE

DE

L'Absence congénitale du Radius

(Main bote)

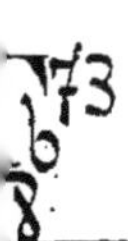

CONTRIBUTION A L'ÉTUDE

DE

L'Absence congénitale du Radius

(MAIN BOTE)

PAR

Le Docteur Armand SAVORNIN

ÉLÈVE DE L'ÉCOLE D'APPLICATION DU VAL-DE-GRACE

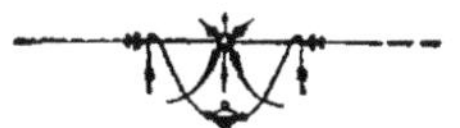

LYON

IMPRIMERIE PAUL LEGENDRE & Cie

Ancienne Maison A. WALTENER

14, rue Belle-Cordière, 14

1899

A LA MÉMOIRE DE MON PÈRE

A MA MÈRE

(Gage d'affectueuse reconnaissance)

A LA MÉMOIRE DE MON FRÈRE

ÉLÈVE DE L'ÉCOLE DU SERVICE DE SANTÉ
DE LA MARINE

A MA SŒUR ET A MON BEAU-FRÈRE

A MES PARENTS

A MES AMIS

A MON PRÉSIDENT DE THÈSE

Monsieur le Professeur adjoint L. LAROYENNE

A Monsieur le Professeur Agrégé SIRAUD

Quel doux devoir que celui de remercier et quel bonheur, au terme de nos études médicales, de rendre un public hommage aux personnes qui nous ont témoigné un bienveillant intérêt !

M. le professeur Laroyenne a accepté la présidence de notre thèse. Nous apprécions le grand honneur qu'il nous fait, et nous le prions d'agréer l'expression de notre profonde reconnaissance.

M. le professeur agrégé Siraud, après nous avoir suggéré l'idée première de ce travail, nous a toujours accueilli avec bienveillance et affabilité. Il n'a pas craint le dérangement pour nous aider de ses savants conseils. Nous sommes heureux de le remercier vivement.

M. le Médecin Principal de 1re classe Pierrot s'est intéressé à nous dès notre entrée à l'Ecole et nous ne saurions l'oublier. Nous le prions de recevoir l'expression de notre respectueuse reconnaissance pour les bons soins qu'il nous donna, lors d'un séjour à l'hôpital Desgenettes.

Enfin c'est une douce tâche pour nous de remercier

nos amis, les docteurs Humbert et Guyard, de leur véritable amitié qui s'est révélée en maintes circonstances. Ils ont partagé nos peines et nos joies et, par leur bonne gaîté, ils ont dissipé bien des heures de noire mélancolie.

Un hasard malheureux nous sépare à notre grand regret de notre cher ami Guyard. Qu'il reçoive nos vœux les plus sincères et qu'il soit persuadé que la distance n'amoindrira pas notre amitié.

A. S.

INTRODUCTION

Parmi les absences congénitales des os de l'avant-bras, celle du radius est la plus fréquente. Celle du cubitus est excessivement rare. Ce fait est d'autant plus intéressant que, chez certains mammifères (les solipèdes, les ruminants et surtout les cheiroptères), le cubitus devient rudimentaire. Le radius est des deux os de l'avant-bras celui qui est le plus persistant. Chez le cachalot, l'hippopotame et le pécari, le cubitus et le radius sont soudés en partie ou en totalité, mais dans l'anomalie qui fait le sujet de ce travail, une pareille fusion est assez rare.

Nous nous proposons d'étudier, dans ce mémoire, la difformité caractérisée par l'absence du radius, liée intimément au développement du membre supérieur.

Voici quel sera notre plan :

Chapitre I. — Notions générales sur le développement des membres.

Chapitre II. — Historique.

CHAPITRE PREMIER

Notions générales sur le développement des membres.

Forme extérieure de l'ébauche des membres. — Les membres ont pour ébauche première un bourrelet longitudinal de la somatopleure (ectoderme et mésoderme pariétal réunis) appelé *la crête* ou *la bande de Wolf.* Ce bourrelet s'épaissit à ses deux extrémités en un bourgeon duquel dérive l'un des quatre membres. Les deux bourgeons dont provient la paire thoracique sont placés à la hauteur du cœur; ceux qui donnent naissance à la paire abdominale sont situés au niveau de l'anus.

Les bourgeons apparaissent chez l'embryon humain vers la troisième semaine, à la limite du dos et du ventre. Leur forme est triangulaire. A la quatrième semaine, la base d'implantation des membres se rétrécit relativement, d'où résultent un étranglement apparent et la formation d'une sorte de racine du membre. La forme du membre est alors celle d'une palette montée sur un manche très court, à grand axe parallèle au plan vertical antéro-postérieur. Vers la cinquième semaine, se produit, entre la palette terminale et la racine du membre, un processus d'étranglement semblable au précédent, qui délimite une pièce intermédiaire.

Dès ce moment, les principaux segments du membre sont distincts : le bord de la palette terminale est épaissi en un bourrelet digital, plus saillant à sa partie antérieure. C'est l'ébauche du pouce ou du gros orteil. Peu après, apparaissent deux autres angles saillants, sur le rebord de la palette, l'un postérieur (petit doigt ou petit orteil), l'autre intermédiaire (médius). Les deux autres doigts naissent comme des saillies interposées. Dans le cours de ce développement le membre abdominal est toujours en retard sur le membre thoracique.

Il faut arriver à la fin du deuxième mois de la vie fœtale pour observer les membres bien constitués, offrant nettement leur forme définitive et présentant des segments bien distincts. Alors le coude et le genou sont orientés en dehors; la face de flexion des membres (face palmaire ou plantaire) regarde en dehors : le pouce et le gros orteil sont tournés en haut et en avant, vers l'extrémité céphalique, le petit doigt et le petit orteil sont dirigés en bas et en arrière du côté de l'extrémité caudale.

Au troisième mois, l'orientation, qui était la même pour les membres supérieurs et inférieurs, change complètement et devient inverse dans l'un et dans l'autre : le membre supérieur tourne de 90° en avant, le membre inférieur de 90° en arrière. De la sorte la face de flexion du membre thoracique regarde en avant, le pouce étant en dehors, c'est le contraire pour le membre abdominal.

Formation des pièces squelettiques des membres. — Le bourrelet de Wolf doit surtout son épaisseur à l'interposition entre les deux feuillets qui le constituent d'une masse considérable de tissu mésenchymateux fourni par le mésoderme et que l'on appelle *blastème axial.* Dans cette masse mésenchymateuse s'enfonce un bourgeon d'éléments myogènes fourni par le feuillet pariétal mésodermique de la région protovertébrale.

Chez l'embryon humain du deuxième mois, dans le blastème axial, se différencient un certain nombre de segments cartilagineux qui apparaissent successivement depuis la base du bourgeon vers son extrémité :

1° Dans le bras, une pièce basale, allongée, cylindroïde, ébauche de l'humérus.

2° Dans l'avant-bras, deux segments parallèles, allongés et cylindroïdes, l'un correspondant au bord antérieur ou supérieur du membre, c'est le radius ; l'autre est placé au bord postérieur ou inférieur, c'est le cubitus.

3° Une série d'os formant deux rangées : une rangée proximale et une rangée distale. C'est le carpe.

4° Les métacarpiens, les phalanges.

Dés lors le squelette cartilagineux du membre thoracique est constitué : Il n'a plus qu'à subir l'ossification.

CHAPITRE II

Historique.

Certains auteurs ont cru trouver, dans une observation d'Ambroise Paré, une difformité analogue à celle de l'absence congénitale du radius. Voici ce que rapporte Ambroise Paré : « L'an 1573, je vis à Paris, à la porte de St-André-des-Arts, un enfant monstrueux, âgé de 9 ans, natif de Papeville, village à 3 lieues de Guise (son père s'appelait Pierre Renard, sa mère Marquette), qui n'avait que deux doigts à la main droite; et le bras droit était assez bien formé depuis l'épaule jusqu'au coude, mais depuis le coude jusqu'aux deux doigts était fort difforme. Il était sans jambes. Toutefois lui sortait hors de la fesse droite une figure incomplète d'un pied, apparence de quatre orteils; de l'autre fesse gauche, il en sortait du milieu deux doigts *quorum unus genitali virili haud erat absimilis* » (Paré, *Œuvres*, l. XXV, chap. VIII).

Il faut arriver à 1733 pour voir J.-L. Petit, la première fois en France, attirer l'attention sur l'absence congénitale du radius. En 1812, Meckel s'occupe de la question. En 1835, Lediberder en présente un cas à la Société anatomique de Paris. En

1837, Prestat en cite un autre (Société anatomique).

Puis nous voyons successivement Cruveilhier (*Bulletin de la Société anatomique*, 1845), Roger et Houel (*Union Médicale*, 1851), Davaine (Compte rendu de la Société Biologique, 1851), Ledru (*Bulletin de la Société anatomique*, 1855), Erichsen (*The Lancet*, 1858), Legendre (Compte rendu de la Société Biologique, 1859), Grüber (Archiv. f. pathol. Anat., 1865) apporter de nouveaux cas dans la littérature médicale.

Mais tous ces auteurs se contentent de citer des observations isolées d'absence congénitale du radius sans chercher à en approfondir l'anatomie pathologique et la pathogénie.

Holmes (Thérapeutique des maladies chirurgicales des enfants) consacre à peine quelques lignes à la main bote qui, pour lui, est une véritable rareté en tant que main bote congénitale.

Owen (Traité pratique de Chirurgie infantile) semble mal la connaître.

De nos jours, en Allemagne, Hoffa (Lerbuch der orthop. chir.), en France, Bouvier (Dictionnaire encyclopédique), Kirmisson (Traité des affections chirurgicales d'origine congénitale) ont mis au point l'étude de ce cas pathologique en réunissant les observations antérieures et en contribuant, par des apports nouveaux, à élucider la question au point de vue anatomo-pathologique. Il convient de citer les merveilleux travaux de Dareste, dont les études de tératogénie expérimentale ont scientifiquement précisé les conditions de développement des monstruosités.

CHAPITRE III

Symptomatologie et anatomie pathologique.

La malformation que l'on désigne aujourd'hui sous le nom d'absence congénitale du radius est surtout caractérisée par la présence de la main bote. Ce mot de main bote est, à vrai dire, un terme impropre. Phelps (Acad. de Méd. de New-York) s'oppose à ce que l'on admette le terme de main bote en parlant de l'absence congénitale du radius ; en effet, il ne semble pas y avoir, à la main, d'affections correspondant au pied bot congénital. Ce qu'on appelle main bote est produit par des anomalies du squelette, des traumatismes et des affections osseuses, des rétractions cicatricielles ou des paralysies. Il y a aussi des pieds-bots dus à ces mêmes causes, mais ce que nous savons du pied bot congénital nous montre qu'il relève de lésions n'ayant rien de comparable à ce qu'on observe à l'extrémité supérieure.

L'absence congénitale du radius est une affection assez rare. La statistique de Hoffa donne un cas sur

1,444 difformités. Dœllinger n'a pas vu un seul cas sur 859 difformités.

Bernacchi, de Milan (1892), sur 1,851 cas de difformités acquises pendant la vie intra-utérine, a trouvé quatre mains botes, dont deux seulement étaient dues à une absence du radius : l'une et l'autre, caractérisées par l'absence du radius gauche, s'accompagnaient d'absence du pouce. Dans le deuxième cas, le pouce manquait des deux côtés.

L'absence du radius se trouve également répartie dans les deux sexes. Les deux membres supérieurs en sont atteints avec une fréquence à peu près égale. Souvent on la trouve bilatérale. Werner Kümmel a pu réunir 68 cas d'absence congénitale du radius. Dans 28 cas, l'absence complète du radius portait sur les deux membres ; 16 fois elle existait seulement du côté droit et 14 fois du côté gauche.

Cette anomalie s'accompagne fort souvent d'autres malformations concomitantes telles que le pied bot, la syndactylie, l'absence congénitale d'orteils, le bec-de-lièvre, l'imperforation de l'anus, etc... ou d'ébauches de malformations (*spina bifida* incomplet).

L'absence du radius peut être totale et c'est là le fait le plus fréquent, ou partielle plus rarement. Dans l'absence partielle, l'extrémité inférieure manque le plus fréquemment et alors, parfois, la partie supérieure de cè moignon osseux, est soudée au cubitus. Dans quelques cas, très rares, on trouve l'absence de l'extrémité supérieure.

Que l'absence soit partielle (absence de l'extrémité

inférieure) ou totale, cette affection revêt le même type. Ce type est assez bien défini, malgré la grande variété de cas qui peuvent se présenter. Néanmoins parmi les faits les plus complexes, nous avons trouvé les caractères suivants comme les plus constants :

1° L'absence plus ou moins complète de radius.

2° Le déjettement total de la main sur le bord radial de l'avant-bras (main bote).

3° Une incurvation du cubitus.

4° Une cicatrice linéaire située au niveau de la partie inférieure de ce même os.

5° L'absence de certains muscles et de certaines parties du squelette (très souvent du pouce).

6° Un arrêt de développement limité exclusivement à l'avant-bras et à la main, arrêt de développement en épaisseur et en longueur.

7° Une atrophie secondaire du membre.

Le déjettement de la main n'est pas une luxation. D'ailleurs l'idée d'une luxation implique l'idée d'une articulation normale ayant existé avant le déplacement des os, et rien ici ne prouve qu'il ait jamais existé une articulation normale. La main ne possédant pas son support radial est attirée par les muscles, se dévie, et elle ne peut se dévier que du côté externe puisque de l'autre côté le cubitus lui oppose un arrêt. C'est la variété *radio-palmaire* de Bouvier. L'inclinaison vicieuse se fait sur le côté radial et vers la face palmaire. L'axe de la main fait avec l'axe de l'avant-bras un angle plus ou moins aigu ouvert en dehors. Coulon, dans un accouchement difficile, en opérant une version, se trouva en présence d'une pareille déformation, et il prit la main qu'il tenait pour un pied. Inutile d'ajouter que, malgré ses efforts de traction, la version ne put se faire.

Le cubitus est incurvé parfois d'une façon très accentuée, avec convexité du côté cubital et concavité du côté radial. Quelquefois sa concavité est antérieure.

Son extrémité inférieure fait une saillie notable sous la peau et à son niveau existe une dépression cicatricielle d'un blanc mat qui la fait remarquer immédiatement pourvu qu'on ait l'attention portée sur elle. Cette cicatrice est souvent adhérente en profondeur. Nous insistons sur cette cicatrice, presque toujours présente, qui nous viendra en aide dans la pathogénie de cette monstruosité.

Nous verrons plus loin l'anatomie pathologique de cette affection. Signalons maintenant l'absence fréquente du pouce. du premier métacarpien et des os de la rangée de carpe du côté radial, de telle sorte que,depuis le coude jusqu'aux extrémités digitales,un véritable segment osseux est absent congénitalement. Parfois le pouce existe, mais à un état très rudimentaire. ainsi que son métacarpien. si celui-ci n'est pas absent.

Le bras et l'épaule sont normaux. A l'avant-bras, le cubitus est souvent diminué de longueur et augmenté d'épaisseur. On a signalé l'existence d'un cordon fibreux à la place du radius.

Les fonctions du membre étant sensiblement diminuées, on observe une atrophie musculaire et osseuse qui peut prendre des proportions considérables et qui peut devenir irrémédiable.

Qu'il nous soit permis de citer un exemple à peu près typique d'un cas d'absence congénitale du radius avec dissections à l'appui. Ce cas a été observé, par Kirmisson et Longuet, en 1893.

Il s'agit d'une petite fille, Germaine F..., atteinte de main bote radio-palmaire du côté droit. Dans son ensemble, le membre supérieur droit est beaucoup plus court que celui du côté opposé. Mais l'arrêt de développement porte surtout sur le segment anti-brachial. Les mensurations fournissent les données suivantes :

	Coté gauche.	Coté droit.
Humérus......	12 centim.	11 centim. 1/2
Cubitus.......	8 » 1/2	6 »

Les mouvements du bras sur l'omoplate sont normaux. A l'état de repos, l'avant-bras est étendu sur le bras ; la flexion est possible, mais elle ne dépasse pas un angle de 90°. L'enfant se sert, du reste, volontiers de cette main droite pour la porter vers la bouche, essayer de saisir les objets, etc.

La main, dans son ensemble, est placée à angle droit sur l'avant-bras, inclinée vers le bord radial. L'extrémité inférieure du cubitus fait au-dessous de la peau une saillie assez considérable au niveau de laquelle existe une petite cicatrice linéaire.

La main possède trois doigts, paraissant posséder chacun un métacarpien distinct. Sur son bord externe on voit un quatrième doigt beaucoup plus petit que le précédent ; il s'insère obliquement sur le premier des trois grands doigts, mais paraît posséder un petit métacarpien rudimentaire.

Le radius semble faire défaut. Il est bien difficile d'apprécier l'état du squelette du carpe. Les pieds sont normalement conformés. A noter la présence d'un petit infundibulum coccygien.

L'enfant ayant succombé à une broncho-pneumonie vers l'âge de treize mois, on a pu procéder à l'étude anatomo-pathologique du membre.

Le radius fait absolument défaut.

Carpe. — Le carpe est composé seulement de cinq os : deux pour la rangée inférieure (ce sont le pyramidal et le fusiforme), trois pour la rangée supérieure (trapézoïde, grand os, os crochu). *Les os les plus externes de chaque rangée : scaphoïde, semi-lunaire, trapèze, sont donc absents.*

Main. — Les trois métacarpiens les plus internes sont normalement conformés, et surmontés d'un nombre régulier de phalanges, mais le squelette de l'index et du deuxième métacarpien qui le supporte est très réduit en longueur. Il n'existe que deux phalanges réduites à des moignons cartilagineux qui sont appendus à un métacarpien très grêle. *Le squelette du pouce manque complètement.*

Cubitus. — Sur le cubitus, on remarque une très forte *incurvation* à concavité antérieure.

Bras et épaule. — L'omoplate et la clavicule sont bien conformées. L'humérus possède une gouttière de torsion, mais pas de coulisse bicipitale. Sa tête articulaire est très régulièrement arrondie. D'ailleurs les mouvements de l'épaule étaient intacts. Au contraire l'extrémité inférieure de l'humérus présente des anomalies en rapport avec l'absence du radius. Après avoir incisé les ligaments de l'articulation du coude, constituant une capsule assez lâche, on constate que la trochlée humérale est seule recouverte de cartilage. Elle est à égale distance de l'épicondyle et de l'épitrochlée. *Le condyle huméral fait totalement défaut* et il n'y a pas à sa place de cartilage. La cavité sigmoïde du cubitus est bien conformée, mais ne permet que *peu de mouvements de flexion et d'extension dans l'articulation.*

Examen des muscles du Bras. — En rapport avec ces graves anomalies du squelette, il existe des anomalies importantes du côté des muscles. Les plus intéressantes portent sur le biceps ; *la longue portion de ce muscle fait complètement défaut*, ce qui est en rapport avec l'absence de coulisse bicipitale notée précédemment. *Le tendon d'insertion se rendant normalement à la tubérosité bicipitale fait défaut.* Le biceps vient se perdre peu à peu dans un *faisceau musculaire* de forme rectangulaire, situé au-devant de l'articulation du coude. Ce faisceau musculaire, qui croise en écharpe les os sous-jacents, s'insère en dehors sur le bord externe de l'humérus et sur sa tubérosité externe pour se diriger obliquement en dedans ; il reçoit, par sa partie supérieure, le biceps, et passe au-dessus du nerf médian. En bas, il n'a pas d'insertion osseuse, mais il se confond avec une masse musculaire appartenant à la région antérieure de l'avant-bras.

Avant-bras. — Face antérieure. A l'avant-bras les anomalies musculaires sont très nombreuses et il est parfois difficile de reconnaître le nom et la signification des faisceaux musculaires que l'on a sous les yeux. Il n'existe rien qui réponde au ***rond pronateur***. Sur le côté interne, un faisceau musculaire se continuant en haut avec la masse musculaire de forme rectangulaire signalée plus haut, et, inférieurement, s'épanouissant au niveau du carpe, semble, par cette dernière insertion, correspondre au grand palmaire. Ce muscle est bordé en dedans par le nerf cubital et passe au-dessus du nerf médian. En dehors de lui, se trouve la masse des muscles fléchisseurs. *Le petit palmaire et le cubital antérieur sont absents.*

Les muscles fléchisseurs, superficiel et profond, confondus par leur extrémité supérieure, s'insèrent à la face profonde du faisceau rectangulaire, étudié précédemment, sans adhérer au cubitus. En bas ils se terminent à chacun des trois derniers doigts, en comptant à partir du bord cubital de la main. Aucun tendon fléchisseur ne se rend au doigt atrophié qui représente l'index. *Pas de fléchisseur propre du pouce*, absent dans ce cas, *pas de carré pronateur*.

Face externe. — Dans le groupe externe, le *long et le court supinateur sont absents.* Un petit muscle qui se confond en haut avec les muscles de la région postérieure de l'avant-bras et qui se dirige vers la région externe du carpe, représente peut-être le groupe des radiaux. Kirmisson n'a pas pu préciser son point d'insertion inférieure.

Face postérieure. — Un faisceau, né de l'épitrochlée, se termine au bord interne du carpe ; c'est le cubital postérieur. *Pas d'anconé, pas d'extenseur propre du petit doigt* : un seul faisceau se rendant au deuxième doigt (à partir du doigt cubital) représente à lui seul l'extenseur des doigts. *Les muscles de la couche profonde n'existent pas.*

Main. — Un faisceau charnu, partant du pisiforme et se terminant au côté externe du premier doigt (à partir du bord cubital), représente l'adducteur du petit doigt. Il est, du reste, innervé par un filet du cubital. Plus profondément existe l'opposant du petit doigt. La présence de ces faisceaux permet d'affirmer que le doigt auquel ils s'insèrent est bien l'auriculaire. Sur le bord externe de la main, *aucun muscle ne répond à l'éminence thénar.*

Nerfs. — Le médian longe, comme à l'état normal, le bord interne du biceps, passe au-dessous du faisceau rectangulaire, au-dessous du fléchisseur superficiel et du grand palmaire et vient se terminer sur le bord externe de la main.

Le cubital passe, comme d'ordinaire, dans la gouttière située entre l'olécrâne et l'épitrochlée et se termine insensiblement vers le bord interne de la main.

Le radial, après s'être détaché par un tronc commun avec le circonflexe, passe dans la gouttière de torsion et se termine au niveau du bras. *Il est impossible de le suivre à l'avant-bras.*

Ainsi donc nous trouvons réunis, dans ce cas, tous les caractères qui appartiennent à l'absence congénitale du radius : déviation de la main sur le bord radial de l'avant-bras. absence du pouce et de son métacarpien. Du côté de l'humérus, absence du condyle et de la coulisse bicipitale, cette dernière en rapport avec l'absence du biceps. A l'avant-bras et à la main, absence des radiaux et des supinateurs, absence des muscles du pouce.

Le radial n'existe pas à l'avant-bras ou bien, lorsqu'il existe, il est très grêle.

Vaisseaux. — Kirmisson n'a pas mentionné les anomalies artérielles. On en trouve cependant. L'artère humérale ne se divise pas, elle continue à l'avant-bras le trajet de la cubitale et, dans ce cas, *la radiale est réduite à un très petit calibre*, ou bien la division se fait à l'avant-bras, après que l'humérale a traversé la partie supérieure des muscles qui représentent les radiaux : la cubitale et la radiale continuent ensuite leur trajet, mais en général *l'artère radiale est toujours filiforme.*

Comme troubles fonctionnels, la main est parfois très mobile et ballante et, par conséquent, inutile;

parfois elle est solidement fixée dans sa position pathologique, grâce à des rétractions musculaires et tendineuses.

Quels sont ses moyens d'union avec l'avant-bras ? Il s'agit quelquefois d'un simple accolement du carpe avec le cubitus ; une masse fibreuse réunit ces deux parties. Nous en voyons un exemple dans l'obs. IV de Sayre. Ledru mentionne un cas d'absence congénitale du radius où le carpe était uni au cubitus par une masse ligamenteuse très forte qui, partant surtout du tiers inférieur de la face antérieure de cet os, allait embrasser le carpe en totalité ; mais il n'y avait pas de cavité articulaire. Dans le cas rapporté par J.-L. Petit, le carpe ne s'articulait pas avec le cubitus, bien que la tête de ce dernier os présentât une gorge profonde ; il était simplement attaché par des membranes au côté externe de la partie inférieure de cet os ; le tendon du cubital postérieur passait sur cette extrémité inférieure sans y adhérer ; à ce niveau, il était large, doublé de tissu cartilagineux et allait s'insérer au bord interne du carpe par une aponévrose qui descendait jusqu'au cinquième métacarpien ; il faisait ainsi l'office du ligament latéral interne. Bouvier, dans de nombreux cas, a trouvé une véritable néarthrose maintenue par de véritables ligaments, dont la résistance est en harmonie avec les quelques mouvements que cette articulation peut exécuter. Sayre signale un cas où le carpe formait une bonne articulation avec une facette qui se trouvait au côté externe du cubitus.

Dans l'articulation du coude, les mouvements de flexion et d'extension sont limités. Dans un cas, nous avons trouvé un développement anormal de l'apophyse coronoïde du cubitus permettant de très faibles mouvements de flexion. Les mouvements de pronation et de supination font complètement défaut. Le membre est ordinairement en extension. Nous avons observé une subluxation du cubitus en arrière.

L'épaule ne présente ordinairement rien d'anormal.

Dans les cas d'absence congénitale de l'extrémité inférieure du radius, les mêmes symptômes sont à signaler. Comme nous le verrons dans l'obs. III, au point de vue anatomo-pathologique, les plus grandes analogies existent : anomalies du côté du carpe et des doigts, anomalies s'étendant jusqu'à l'humérus lui-même. Du côté du système musculaire, absence des muscles de l'éminence thénar, et des muscles de la région externe de l'avant-bras ; au bras, absence de la longue portion du biceps, et présence, au devant de l'articulation du coude, d'un faisceau musculaire oblique dont il est difficile de donner la véritable interprétation.

Il résulte de cette étude symptomatologique que l'absence congénitale du radius obéit à des caractères à peu près constants, accompagnés de lésions très variables. On a trouvé l'absence des os du carpe, l'absence du ligament antérieur du carpe (J.-L. Petit), l'existence d'un cubitus très grêle, etc..., toutes causes pouvant fournir des indications différentes. Nous nous bornons à étudier le type que nous croyons classique de cette affection, car c'est celui que l'on trouve dans la majorité des observations, et nous laissons au chirurgien perspicace le soin de découvrir les particularités nombreuses des anomalies et d'en tirer des conclusions au point de vue du pronostic et des indications thérapeutiques.

On observe rarement l'absence de l'extrémité supérieure du radius. Schmidt, cependant, dans ces dernières années, a rapporté deux observations d'une pareille affection. Dans les deux cas, la main conserve sa position normale. La portion inférieure du radius se fusionne avec le cubitus. Son extrémité supérieure s'amincit et se termine en pointe. Le cubitus est épaissi dans son tiers supérieur. On note une abduction exagérée de l'avant-bras qui s'explique par ce fait que le cubitus n'étant plus soutenu par la présence du radius à son côté externe, se laisse dévier en dehors.

CHAPITRE IV

Observations

OBSERVATION I

(Inédite)

Due à l'obligeance de M. le professeur agrégé Siraud.

Louise B.... fillette de 3 ans 1/2, de St-Etienne, entrée le 16 mars 1898, à la Charité, dans le service de M. le docteur Nové-Josserand, suppléé par M. Siraud. Son avant-bras droit est atrophié et porte une main bote. L'affection date de la naissance. L'enfant a déjà été amenée à la consultatino gratuite et a été renvoyée comme étant trop jeune. Ses antécédents héréditaires sont dénués d'intérêt, car les parents sont bien conformés, bien portants, et n'ont pas eu d'autre enfant. Cette malformation date de la naissance et n'a fait que s'exagérer avec la croissance de la fillette. Voici la description des difformités du membre thoracique droit : il existe une atrophie partielle de ce membre, qui porte exclusivement sur l'avant-bras et la main. Le bras, en effet, a la même longueur que son homologue du côté opposé; il est un peu amaigri, car sa circonférence ne mesure que 14 cent., alors que le bras gauche a 16 cent. de tour. Quant à l'avant-bras et à la main droite, ils sont à la fois diminués de longueur et d'épaisseur ; la main est, en outre, renversée sur le bord radial de telle sorte que son grand axe, au lieu de continuer celui du membre, fait avec celui-ci un angle droit ouvert en dehors.

Les dimensions respectives des deux avant-bras sont :

A droite.....	longueur................	= 10 cm.
	circonférence...........	= 13 cm.
A gauche....	longueur................	= 13 cm.
	circonférence...........	= 16 cm.

Les longueurs ont été prises du bec de l'olécrâne à l'apophyse styloïde du cubitus. Les longueurs des mains sont à droite 10 cm., à gauche 12 cm. On cherche vainement le radius droit. Il manque et dans sa région, c'est-à-dire, sur le bord radial de l'avant-bras, existe une atrophie musculaire très marquée.

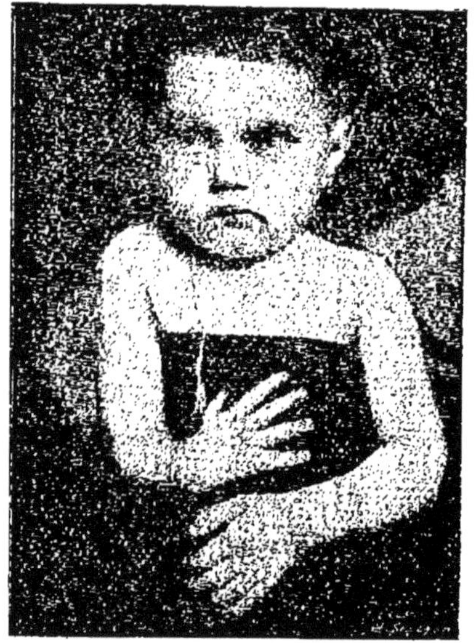

Tout mouvement de pronation et de supination a disparu ; seuls des mouvements de flexion et d'extension se passent dans l'articulation du coude réduite à une articulation huméro-cubitale, Le cubitus, qui constitue à lui seul le squelette anti-brachial, est raccourci et incurvé en avant et en dehors.

La main s'articule par son bord cubital avec cet os, mais l'article est lâche et permet des mouvements dans tous les sens. Toute la portion radiale de la main est atrophiée ; l'index et le pouce sont notablement diminués de longueur et d'épaisseur. Le pouce est réduit à un appendice immobile et inutile,

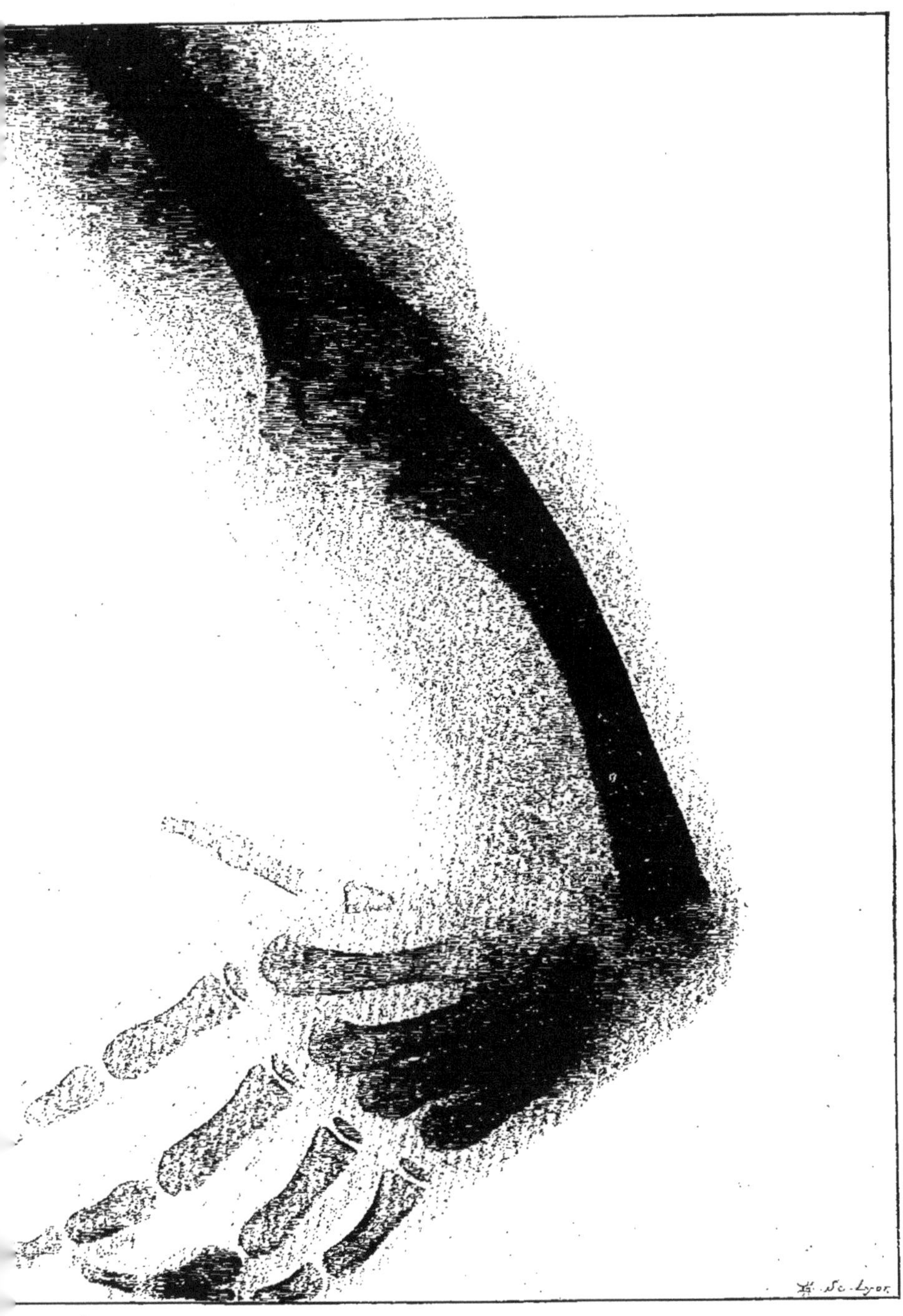

— Radiographie de M. le Docteur Destot. Hospice de la Charité (Service de M. le professeur agrégé Nové-Josserand, suppléé par M. le professeur agrégé Siraud).

inséré sur un métacarpien rudimentaire ; la rangée radiale des os du carpe semble d'ailleurs faire défaut, ainsi qu'on peut le constater sur la radiographie due au Dr Destot, et que nous reproduisons. Les doigts accomplissent des mouvements de flexion, mais l'extension est plus difficile ; quant à la préhension des objets, elle est normalement nulle. L'enfant saisit les objets soit entre le médius et l'annulaire, soit entre ce doigt et l'auriculaire. Le jeu des interosseux mobilise surtout ces derniers doigts. Une bourse séreuse est développée au niveau de l'apophyse styloïde du cubitus On cherche vainement les pulsations de l'artère radiale. Sensibilité cutanée intacte. Pas d'autres malformations.

Traitement. — Port d'un appareil orthopédique qui maintient la main en rectitude et permet d'espérer que l'arthrodèse sera faite dans quelques années.

OBSERVATION II

(Kirmisson et Longuet. — *Revue d'Orthopédie*, 1898).

Petite fille de 4 mois présentant une double main bote. Le *père et la mère sont bien conformés*, pas parents entre eux. Bonne grossesse. Accouchement normal. Pas de traumatisme durant la grossesse. Double main bote radio-palmaire. La déformation est absolument symétrique des deux côtés. Les doigts sont normaux comme nombre et comme conformation ; le métacarpe et le carpe lui-même sont normaux, autant qu'on en peut juger.

La main est inclinée d'une façon permanente sur le bord externe et antérieur de l'avant-bras. La déviation est un peu plus prononcée à gauche qu'à droite. Il existe une plicature profonde sur le bord externe de l'avant-bras marquant le point au niveau duquel la main s'infléchit sur l'avant-bras. Petite dépression d'apparence cicatricielle au niveau de l'extrémité inférieure du cubitus.

L'avant-bras est très court, le cubitus a subi une légère incurvation dont la convexité est tournée en arrière et en dedans. Le radius fait défaut dans la plus grande partie de son étendue : il est réduit à son extrémité supérieure. Les mouvements de pronation et de supination n'existent pas. On peut cependant, dans une certaine mesure, exagérer ou corriger l'attitude de pronation forcée qui est l'attitude habituelle du membre.

La même description se rapporte au membre supérieur gauche.

A droite la déformation est moins prononcée De ce côté, le radius paraît exister presque à l'état normal et le redressement de la main s'obtient avec plus de facilité. L'enfant, par ailleurs, est bien conformé.

OBSERVATION III

(Kirmisson, *Revue d'Orth.*, 1892.)

ABSENCE BILATÉRALE CONGÉNITALE DE L'EXTRÉMITÉ INFÉRIEURE DU RADIUS

Enfant Chal..., sexe masculin. Porteur d'une double main bote congénitale. C'est un enfant très délicat, avec une tête volumineuse et un très léger degré de strabisme interne. Il existe, en outre, une atrophie du pavillon de l'oreille du côté droit. Celui-ci est recroquevillé et forme une espèce de moignon autour du conduit auditif.

Du côté des mains, les déformations sont à peu près symétriques. A droite, la main est déviée à angle droit sur le bord radial de l'avant-bras avec tendance à se fléchir sur la face palmaire. Elle est mobile sur l'avant-bras et se laisse redresser jusqu'à fournir un angle très obtus. L'extrémité inférieure du cubitus forme une saillie très apparente sous les téguments ; à ce niveau, la peau présente une petite dépression d'apparence cicatricielle, légèrement adhérente aux tissus sous-jacents. L'extrémité inférieure du radius est impossible à trouver par la palpation. Les mouvements d'extension et de flexion de l'avant-bras sur le bras sont conservés ; les mouvements de pronation et de supination sont très limités ; à l'état de repos, le membre est dans la pronation forcée. L'articulation scapulo-humérale est le siège d'une raideur qui rend difficiles les mouvements de rotation.

La main est composée de quatre doigts qui répondent par

leur volume et leur forme aux quatre derniers doigts. Sur le bord radial de la main il existe un cinquième appendice digital formant une espèce de petit pouce.

A gauche, les déformations sont similaires. De ce côté, l'articulation de la main avec l'avant-bras est beaucoup plus raide et le quatrième doigt, en comptant à partir du bord radial, présente une flexion permanente au niveau de l'union de la 1re avec la 2e phalange.

Autopsie. — L'enfant ayant succombé à l'âge de 10 mois, on pratique l'examen anatomique des membres supérieurs.

Muscles. Bras. — *La longue portion du biceps fait complètement défaut.* La courte portion, partie de l'apophyse caracoïde, comme à l'ordinaire, se prolonge sur la face interne de l'humérus jusqu'à la partie inférieure du bras. Au-dessous de ce faisceau du biceps (c'est-à-dire plus bas), naît un second faisceau charnu qui, partant de la cloison inter-musculaire externe, vient croiser obliquement la face antérieure du coude et s'insérer au niveau de l'épitrochlée, en se confondant avec l'origine des muscles épitrochléens. Sous ce faisceau passent le nerf médian et l'artère humérale.

Avant-bras. — Les fléchisseurs superficiel et profond se terminent par quatre tendons; le doigt surnuméraire représentant le pouce au côté externe de la main, ne possède pas de tendon propre; *le carré pronateur fait défaut.*

A la face externe de l'avant-bras, il n'existe *aucun muscle répondant au long supinateur et aux radiaux.*

A la face antérieure et profonde du coude se voit un gros faisceau charnu qui, partant du bord antérieur de l'humérus, vient s'insérer tout le long du radius. Ce faisceau représente probablement les muscles de la région externe de l'avant-bras, dont on a noté l'absence. Le faisceau superficiel obliquement étendu au devant de l'articulation du coude étant sectionné et ses bords écartés, on met à nu le biceps et l'on constate que de son tiers inférieur se détache un tendon filiforme qui se perd insensiblement dans le gros faisceau charnu radial que l'on vient de décrire. Ce tendon grêle représente sans doute la longue portion du biceps dont l'absence a été notée.

Main. — On ne rencontre aucune trace de l'éminence thénar.

Nerfs. — Le nerf médian a son trajet normal au bras. Il passe au devant du coude, au-dessous du rond pronateur, auquel il donne un filet nerveux et au-dessus du faisceau charnu noté à la description des muscles. Un second filet se détache du médian, à peu de distance au-dessous du coude et se rend dans le faisceau charnu noté à la région externe de l'avant-bras et qui a été dit représenter les muscles de la région externe absents. De ce nerf se détache, à son côté externe, un filet nerveux qui gagne la face postérieure de l'avant-bras.

Le nerf cubital semble présenter son trajet et sa distribution normale.

Le nerf radial, d'un très petit volume, contourne, comme à l'ordinaire, la face postérieure de l'humérus, en donnant des branches au biceps et vient se placer dans la cloison intermusculaire externe et se terminer dans les muscles de la région postérieure de l'avant-bras.

Squelette. — Sur l'humérus, on note l'absence de la coulisse bicipitale en rapport avec l'absence de la longue portion du biceps. La tête humérale, elle-même, est le siège d'une déformation considérable. Elle est aplatie d'avant en arrière et représente un ovale très allongé dans son grand axe vertical. Sur l'humérus, vu par son plan antérieur, cette face articulaire n'est à découvert que dans une très petite portion de son étendue; au contraire, elle est presque entièrement visible sur l'humérus observé par son plan postérieur. En un mot, au lieu d'être dirigée en dedans, comme à l'état normal, la surface articulaire est tournée presque complètement en arrière. On comprend aisément, par cette disposition, l'absence de mouvements de rotation notée dans l'examen clinique.

L'articulation du coude paraît normalement disposée.

Avant-bras. — Le cubitus possède un développement normal, et son apophyse styloïde forme, au côté interne de l'avant-bras, un relief d'autant plus marqué que la main, dans son ensemble, est déviée du côté externe.

Le radius, au contraire, est considérablement atrophié, surtout dans la moitié inférieure. Le renflement qui le termine par en bas à l'état normal, fait complètement défaut. Son apophyse styloïde, qui devrait dépasser celle du cubitus, n'est point appréciable. Il n'existe entre le radius et le cubitus aucun mouvement de pronation et de supination. Sans doute la main peut bien présenter les mouvements de torsion autour de son axe qui accompagnent habituellement la pronation et la supination, mais ces mouvements se passent entièrement dans l'articulation du poignet.

Pas de tubérosité bicipitale, légère soudure du cubitus au radius, immédiatement au-dessous de l'articulation radio-cubitale supérieure. La tête du radius n'est presque pas distincte du reste de l'os. L'extrémité inférieure du radius est très atrophiée.

Les longueurs respectives des différents os constituant le membre supérieur sont les suivantes :

Humérus...........................	10 cm 1/2
Cubitus...........................	7 cm
Radius.............................	4 cm 1/2

Ces mesures sont sensiblement les mêmes des deux côtés.

Main. — L'articulation du poignet présente une conformation toute spéciale, elle est très lâche, constituée par une capsule épaisse. Le scaphoïde et le semi-lunaire s'articulent avec l'extrémité inférieure du radius, le pyramidal avec le cubitus, comme à l'ordinaire.

Les métacarpiens sont au nombre de cinq. Celui qui répond au doigt externe est d'un plus petit volume. Ce métacarpien grêle s'articule directement avec le métacarpien voisin.

La disposition des os du carpe et leurs rapports avec les métacarpiens sont difficiles à établir. Sur le bord interne de la main, on voit le pisiforme, le pyramidal et l'os crochu s'articulant avec les deux derniers métacarpiens. Le grand os s'articule avec le troisième métacarpien ; sur le bord externe on ne trouve qu'un seul os, s'articulant avec le deuxième métacarpien.

Du côté des doigts, le squelette présente la conformation suivante : les quatre derniers doigts possèdent leurs trois segments osseux régulièrement conformés. Le doigt qui occupe la situation du pouce présente une première phalange longue de 15 millimètres, une seconde phalange longue de 7 millimètres, et enfin une phalangette à peu près égale. En un mot, les cinq doigts possèdent chacun trois phalanges parfaitement distinctes et régulièrement articulées entre elles,

La flexion permanente de la seconde phalange sur la première, au niveau du quatrième doigt, provient d'une rétraction du tendon fléchisseur.

OBSERVATION IV

(Sayre. *New-York Med. J.*, 1893, p. 530).

R. B..., garçon âgé de 5 ans, entré au mois décembre 1892. Il présente une main bote congénitale ainsi qu'un pied bot et une déviation de la colonne vertébrale. Le radius manque en totalité; on note l'absence du pouce et d'un certain nombre d'os du carpe que l'on ne peut exactement apprécier. Le cubitus présente une courbure très marquée avec concavité du côté radial. La main est presque à angle droit sur le côté radial de l'avant-bras.

Traitement. — On commence par redresser le cubitus à l'aide d'une ostéotomie sous-cutanée. Cet os étant en position rectiligne, on essaye, quelques semaines plus tard, de redresser la main à l'aide de tractions et d'appareils plâtrés, prenant point d'appui à la paume de la main et à l'avant-bras. On obtient un certain allongement des parties molles, mais la main revient constamment dans sa position pathologique.

Je me décide alors à faire une incision au niveau du poignet. Je trouve que le cubitus ne s'articulait pas avec le carpe et qu'il y avait quelques bandes ligamenteuses qui bridaient la main de façon qu'elle formait, avec l'avant-bras, un angle droit. Ces bandes furent divisées. J'avais l'intention de faire une articulation nouvelle entre le carpe et le cubitus, mais il me fut impossible de détacher du carpe l'apophyse styloïde, par suite de l'état de raccourcissement où se trouvaient les tendons fléchisseurs et particulièrement le fléchisseur du carpe radial.

Le semi-lunaire et le scaphoïde sont absents.

J'enlève alors le grand os et l'os crochu et, après avoir réséqué l'apophyse styloïde du cubitus, je replace ce dernier os dans la cavité ainsi formée. J'avais d'abord résolu d'obtenir une ankylose par suture osseuse, mais je me décidai à laisser le cubitus libre, espérant obtenir une articulation mobile et utile. Il était, d'ailleurs, toujours temps de pratiquer plus tard une suture osseuse.

Cette opération raccourcit certainement le membre, mais je la préfère à la section des tendons et des muscles qui aurait été nécessaire, en pareil cas, pour amener le carpe au niveau du cubitus.

La main fut mise dans une position rectiligne et, trois semaines après environ, on imprima à la main des mouvements pour obtenir une mobilité utile et sous la dépendance de la volonté du malade.

Sayre représente la photographie du sujet avant et après l'opération. Le résultat est bon, au point de vue esthétique. Au point de vue fonctionnel, le malade exécute des mouvements. On lui fait porter un appareil orthopédique, permettant des mouvements de flexion et d'extension, mais empêchant la main de se dévier latéralement.

OBSERVATION V

(Rincheval. *Arch. f. Klin. Chir*. 1894)

Enfant de 7 semaines:

Antécédents. — Mère primipare. Au 3e mois de sa grossesse, elle fut prise d'une perte de sang assez considérable et qui dura plusieurs jours. Pas de difformités chez la famille.

Etat actuel. — Enfant faible. L'extrémité supérieure droite est plus courte que la gauche de 1 cm 1/2. La différence de longueur provient en grande partie de l'avant-bras. Au-dessous du condyle de l'humérus, se trouve un sillon congénital. Le radius droit manque en grande partie. Le cubitus est concave en dehors. On trouve au coude une luxation en arrière du cubitus. Les mouvements dans cette articulation sont singulièrement entravés. Varus très prononcé de la main. Il manque les deux métacarpiens médians et le pouce. Les deux doigts du milieu sont palmés. Au milieu du troisième doigt, sillon congénital.

A gauche, au membre supérieur, à part un sillon congénital au troisième et quatrième doigt, rien d'anormal. Autres difformités au membre inférieur droit : absence de la rotule, luxation en arrière de la jambe. Pied varus.

Opération de Bardenheuer. — Résultat convenablement bon.

OBSERVATION VI.

(R. H. Sayre. Acad. Méd. New-York 1897.)

(Résumée.)

Malade atteint d'une absence congénitale des deux radius. Mains botes. Traitement par des manipulations, des redressements, et l'application d'appareils plâtrés. Les mains furent mises dans une position normale, mais l'enfant mourut à 10 ans du choléra infantile.

OBSERVATION VII

(Stübenrauch. *Berl. Klin. Woch*, 1897.)

(Résumée.)

Enfant de 10 ans. Famille bien portante. Absence congénitale du radius droit. Atrophie considérable du bras droit et raccourcissement de l'avant-bras droit. Main en abduction notable (main bote). Les doigts sont ankylosés, à l'exception du petit doigt qui possède quelques mouvements. Difformité caractéristique du poignet, due à l'absence congénitale du radius. La radiographie apprend que la semi-lunaire et le scaphoïde font défaut.

Opération. — Un an après, résultat bon.

OBSERVATION VIII

(Taylor. Acad. Med. New-York 1897.)

(Résumée.)

Petite fille âgée de 15 jours. Absence du radius droit et des deux pouces ainsi que de leurs métacarpiens. La déformation du côté droit était excessive. L'enfant n'a vécu que quelques mois.

OBSERVATION IX

(Ibidem.)

(Résumée.)

Petite fille de 5 semaines. Absence des deux radius. La main est à angle droit avec l'avant-bras. *Genu varum*. Traitement mécanique. Amélioration de la position de la main.

OBSERVATION X

(Ibidem.)

(Résumée.)

Garçon de 5 semaines. Léger degré de main bote radiale des deux côtés avec raccourcissement très marqué des deux radius. Les mains ont été ramenées dans une bonne position à l'aide de petites attelles en cuir.

OBSERVATION XI

(Bajardi, Soc. Ital. d'Orthop. 1892.)

(Résumée.)

Fille de 2 mois. Arrêt de développement des deux radius. Mains botes. Syndactylie du pouce et de l'index gauche avec absence du premier métacarpien. Genu recurvatum double et valgus du genou gauche. Absence des deux rotules. Pied talus valgus. Traitement : Extension permanente des membres avec des poids.

OBSERVATION XII

(Ibidem.)

(Résumée.)

Fille de 3 mois. Ankylose du coude et extension. Arrêt de développement de l'extrémité inférieure du radius. Mains botes. Abduction de la cuisse et flexion du genou par contracture musculaire. Rotation de la cuisse et de la jambe en dehors. Atrophie de la rotule. Pied varus, arrêt de développement de l'extrémité inférieure du tibia.

L'ankylose du coude reconnaît pour cause le grand développement de l'apophyse coronoïde qui vient buter contre l'humérus. Traitement : Correction des mains et extension des genoux sous le chloroforme.

OBSERVATION XIII

(Davaine. Compte rendu Soc. Biol. 1851.)

(Résumée.)

Fœtus de 7 mois. Absence du radius gauche. Rien d'anormal ailleurs. Cubitus gauche plus court que le droit et plus volumineux, surtout à son extrémité supérieure. Pas de pouce ni de premier métacarpien. Main déviée à angle droit sur le cubitus.

OBSERVATION XIV

(Ibidem.)

(Résumée.)

Fœtus de 7 mois. Absence bilatérale du radius. Cubitus plus courts et plus gros qu'à l'état normal, surtout à l'extrémité supérieure. Pas de pouce ni de premier métacarpien. Anomalies concomitantes dans les autres parties du squelette.

OBSERVATION XV

(Gosselin et Houel *in* Dict. Dechambre.)

Fœtus de 8 mois. — Main bote radio-palmaire droite. Cavité articulaire creusée à l'extrémité inférieure de la face antérieure du cubitus devenue externe. La main y est fixée à angle droit par des faisceaux ligamenteux très forts. Humérus normal. Cubitus courbé en dedans et tordu sur son axe; le carpe paraît incomplet. Absence du radius, du pouce et du premier métacarpien.

OBSERVATION XVI

(Résumée).

(Rombeau, Soc. Anat., 1852.)

Garçon, 7 ans 1/2. Main bote radio-palmaire gauche. Main en pronation. Cubitus à moitié plus court que le cubitus droit. Ni radius, ni pouce, ni premier métacarpien, ni scaphoïde, ni trapèze. Cubitus articulé avec le carpe.

OBSERVATION XVII

(Résumée).

(Cruveilhier).

Fœtus. L'extrémité supérieure du radius gauche existe seule. Pas de pouce.

OBSERVATION XVIII

(Jœrg, Leipzig, 1816).

Nouveau-né. Absence bilatérale du radius et du pouce.

OBSERVATION XIX

(Petit, 1733).

Nouveau-né mâle. Absence bilatérale du radius, du pouce et du premier métacarpien. Autres anomalies concomitantes. Carpe en rapport avec une gorge oblique de la face inférieure de la tête du cubitus. Le carpe est attaché et non articulé au cubitus, dont l'échancrure n'est pas encroûtée de cartilage. Pas de ligament annulaire du carpe.

CHAPITRE V

Pathogénie.

Plusieurs théories ont été émises pour expliquer l'absence congénitale du radius.

L'hérédité a été invoquée. On cite partout le cas intéressant de *Bouvier* (1). Un homme atteint de main bote avec absence du radius et du pouce a eu cinq enfants dont quatre étaient difformes. Mais ces faits sont exceptionnels.

Burckhardt (2) a prouvé, à l'aide de nombreuses observations, que l'on ne pouvait accuser les traumatismes pendant la grossesse.

Broca (3) croit que, dans l'absence congénitale des os, il s'agit d'une ossification insuffisante.

Houel (4) fait intervenir le rachitisme, mais on a observé avec raison que les enfants atteints de cette

(1) Bouvier. — Dict. Encycl. Dechambre (Art. Main bote).

(2) Burckardt. — Inaug. Diss. Zürich, 1890.

(3) Broca. — *In* Dareste : Production des monstruosités.

(4) Houel. — Anatomie pathologique, 1857.

malformation sont, en général, d'une santé excellente.

Pourrait-on expliquer cet arrêt de développement du radius par un vice de conformation du système nerveux? C'est ce qu'a cherché la *théorie nerveuse*, laquelle est fondée sur des modifications du système nerveux central observées dans certains cas d'ectromélie thoracique. *Serres* et *Tiedemann* (1) ont constaté l'absence du renflement cervical dans plusieurs cas d'ectromélie bithoracique. *Troisier* (2) a signalé l'absence d'une moitié de ce renflement chez un sujet atteint d'ectromélie unithoracique. *Broca* (3) a constaté de pareils faits dans le cerveau lui-même. L'examen du cerveau d'un homme porteur d'une ectromélie bithoracique a montré sur chaque hémisphère une atrophie très prononcée de la première portion de la circonvolution frontale ascendante, de la portion originelle de la première circonvolution frontale et enfin du lobule ovalaire. Or, peut-on admettre que ces atrophies partielles du cerveau et de la moelle épinière soient la cause de cet arrêt de développement? *Dareste* (4) a la conviction que ces atrophies sont la conséquence et non la cause de la monstruosité. En effet, la formation du système nerveux comme celle du système vasculaire est sous la dépendance des organes auxquels ils apportent

(1) SERRES et TIEDEMANN. — *In* Dareste : Production des monstruosités.

(2) TROISIER. — *In* Dareste. Prod. des monstruosités.

(3) BROCA. — *Ibidem.*

(4) DARESTE. — *Journ. de l'Anat. et Phys.*, 1882, p. 510.

l'innervation et le sang. Si les organes se forment d'une manière incomplète, s'ils sont plus ou moins arrêtés dans leur développement, ces modifications de l'évolution retentissent, si l'on peut parler ainsi, sur le système nerveux lui-même. Cette dépendance du système nerveux et des organes auxquels il apporte l'innervation est, d'ailleurs, bien prouvée par les faits d'atrophie partielle des centres nerveux qui se produisent consécutivement aux sections des nerfs et aux amputations.

La théorie la plus généralement admise à l'heure actuelle est celle qui a été proposée par *Dareste* (1) et défendue par *Nélaton*. Elle explique l'absence congénitale du radius par un développement imparfait du fœtus dû à une pression de l'amnios. Elle explique aussi, d'une façon satisfaisante, la coexistence si fréquente d'autres malformations congénitales dans la main bote, par le fait même de cette pression portant son action en plusieurs points.

Cette hypothèse n'est pas nouvelle. On trouve, en effet, dans le *Traité de la Nature de l'enfant* qui fait partie de la collection hippocratique, le passage suivant : « Les enfants deviennent estropiés de cette manière : quand, dans la matrice, il y a étroitesse à la partie où, en effet, s'est produit l'estropiement, il est évident que le corps se mouvant en lieu étroit, soit estropié en cette partie. C'est ainsi que les arbres qui, dans la terre, n'ont pas assez d'espace ou sont gênés par une pierre ou par tout autre chose,

(1) Dareste. — *Loc. cit.*

deviennent tortus en grandissant, ou bien gros en un point et petits en un autre. L'enfant en éprouvera autant lorsque, dans la matrice, une partie est relativement trop étroite pour la partie correspondante de l'enfant ». De même, dans son chapitre *Des Monstres*, Ambroise Paré nous a exposé, d'une façon naïve, cette même idée de compression du fœtus par la matrice. « Il se fait aussi, dit-il, des monstres par la petitesse du corps de la matrice, comme l'on voit que, lorsque une poire attachée à l'arbre, posée en un vaisseau étroit devant quelle soit accrue, ne peut prendre connaissance complète ; ce qui est ainsi connu aux dames qui nourrissent de jeunes chiens en petits paniers et autre vaisseaux étroits pour les garder de croitre. Pareillement, la plante, naissant de terre, trouvant une pierre ou autre chose solide, à l'endroit où elle vient, devient tortue, grossissant en une partie, demeurant grêle en un autre ; de même que les enfants qui sortent de leurs mères monstrueux et difformes ».

Il y a bien une compression, mais quelle est elle ? Il faut arriver au XIXe siècle pour trouver une explication plus scientifique de ce mode de compression, soupçonné déjà par les anciens auteurs. *Cruveilhier*, en cherchant à expliquer le mode de développement des monstruosités, entrevit la vérité (1) : « Chez les autres monstres nous observons souvent des pieds bots et jusqu'à des avorte-

(1) CRUVEILHIER. — Traité d'anatomie pathologique générale, t. I, 1864. — *Bull. de l'Acad. royale de Médecine*, t. II, p. 800 ; t. III, p. 111-177.

ments de doigts. Tels sont autant d'effets de la contrainte imposée à ces fœtus par les brides qui se rattachent aux membranes de l'œuf; retenus sans mouvement et toujours enroulés de la même façon, ils croissent sous l'action pénétrante de cette situation pénible et prolongée. »

De même Cruveilhier s'est préoccupé fréquemment du mode de production des malformations fœtales. C'est surtout dans les intéressantes discussions qui eurent lieu à l'Académie royale de Médecine sur la pathogénie du pied bot et de la main bote, qu'il émit l'idée que ces malformations seraient dues à la pénurie du liquide amniotique. Ses adversaires lui répondaient que les eaux de l'amnios étaient parfois peu abondantes dans les cas d'enfants bien conformés, et d'autres fois très abondantes dans les cas d'enfants affectés de pieds bots. Cruveilhier répliquait avec raison que la production du pied bot ayant lieu à une époque peu avancée de la vie intra-utérine, la sécrétion des eaux de l'amnios, d'abord peu abondante, avait pu reprendre ultérieurement des proportions normales.

C'est surtout Dareste qui a donné à cette hypothèse de la compression du fœtus par l'amnios, un caractère réellement scientifique dans un mémoire important communiqué à l'Académie des Sciences (1881).

« Mes recherches, dit Dareste, sur la production artificielle des monstruosités, m'ont appris que, dans l'embryon des oiseaux, un grand nombre de monstruosités simples résultent de la compression partielle du corps de l'embryon ; que l'agent de cette compression partielle est l'amnios arrêté dans son développement ; enfin, que cette compression partielle ne peut déterminer d'événements tératologiques qu'autant qu'elle s'exerce de très bonne heure, lorsque l'embryon n'est constitué que par des cellules homogènes et ne présente pas encore des éléments histologiques définitifs. »

« J'ai signalé depuis longtemps cette loi générale comme devant s'appliquer également aux mammifères et à l'espèce humaine. La similitude des phénomènes de l'évolution chez les oiseaux et les mammifères devait amener la similitude des phénomènes tératogéniques. »

Dareste donne ensuite la description d'un fœtus de mouton qui présentait des déviations multiples (nombreuses torsions dans le membre antérieur, etc...) avec une disposition particulière de l'amnios. Celui-ci était complètement adhérent à la peau de l'embryon dans une grande partie de la région cervicale et de la région dorsale, et ne put être enlevé en totalité. Un lambeau persistant de cette membrane formait une sorte de gaîne qui enveloppait et comprimait les pattes postérieures. C'est cette compression qui avait manifestement renversé en arrière les doigts des pattes postérieures. Cette gaîne était elle-même soudée à un lambeau de capuchon céphalique qui, renversé en arrière et latéralement, avait entraîné la tête avec lui. Le cordon ombilical était engagé dans cette adhérence unissant entre elles la partie céphalique et la partie caudale de l'amnios. Les adhérences de l'amnios avec la peau de l'embryon établissent, avec une complète évidence, que la date de ces événements tératologiques est très ancienne, car elles n'ont pu se produire que lorsque la peau n'était pas définitivement constituée et n'était pas encore revêtue de ses poils laineux.

Rappelons-nous, maintenant, le mode de développement des membres relaté dans le chapitre Ier. Les membres apparaissent sous forme de bourgeons cellulaires, qui s'allongent peu à peu, se segmentent, et leurs segments s'infléchissent les uns sur les autres. Le membre supérieur et le membre inférieur s'infléchissent en sens inverse par un mouvement de torsion sur leur axe. Les deux membres se font donc face par leur côté d'extension.

Les organes définitifs, os et muscles, constitutifs des membres, apparaissent d'emblée avec tous leurs caractères dans ces blastèmes cellulaires après avoir traversé des stades de formation successifs. C'est ainsi que la torsion de l'humérus se produit d'emblée comme conséquence de la torsion du segment brachial sur l'épaule.

Supposons maintenant que l'amnios, au lieu de continuer à se développer en s'éloignant de l'embryon, comme c'est l'état normal, reste appliqué contre lui, les membres viendront se heurter contre un obstacle qu'ils ne peuvent déplacer. Leur évolution sera nécessairement modifiée. Tantôt ils s'arrêteront totalement ou partiellement dans leur évolution, tantôt ils se développeront à peu près complètement, mais en infléchissant leurs segments les uns sur les autres d'une manière anormale. Ces faits, dans bien des cas, se produisent isolément, tantôt aux membres inférieurs, parfois même à un seul des membres d'une paire thoracique ou abdominale. Dans d'autres cas, ils s'associeront entre eux de diverses manières, en produisant des anomalies plus ou moins complexes où les arrêts de développement se combineront avec les déviations. Il y a même des cas où les membres postérieurs, frappés à la fois d'arrêt de développement et de déviation en arrière, viendront s'unir sur la ligne médiane, en formant un membre postérieur unique. On s'explique très bien, d'ailleurs, la diversité de ces effets produits par une cause unique (la compression due à l'amnios), par ses divers degrés d'intensité, par la durée de son action et aussi par son application plus ou moins étendue, plus ou moins restreinte.

Signalons maintenant ses divers effets. Si la pression de l'amnios arrête l'évolution des membres au moment où ils commencent à apparaître, ils restent dans leur premier état de bourgeons cellulaires. C'est ce qui constitue l'ectromélie. La seule modification ultérieure qu'ils présentent, c'est la formation de la peau.

Si la pression n'agit qu'un peu plus tard, après l'allongement des membres au moment où se produit le commencement de leur segmentation, elle ne frappe plus que certains fragments. Les uns sont frappés d'arrêt de développement, les autres continuent à évoluer. Cet arrêt de développement produit l'hémimélie, lorsqu'il frappe les derniers segments intermédiaires, le bras et l'avant-bras, la cuisse et la jambe, sans toucher à la main et au pied. Dans ce dernier cas, la main et le pied, plus ou moins bien conformés, paraissent immédiatement attachés à l'épaule et au bassin.

Il arrive enfin que certains segments des membres, tout en se développant d'une manière à peu près complète, sont cependant frappés d'arrêt de développement partiel qui n'atteignent que certains de leurs éléments. A la main, au pied, les doigts et les orteils peuvent manquer en plus ou moins grand nombre, ou, lorsqu'ils se développent, ne se développent que d'une manière incomplète. Ils peuvent également rester attachés les uns aux autres par suite de la permanence du blastème cellulaire qui les unit primitivement (syndactylie). A l'avant-bras on voit parfois manquer le radius ; à la jambe, le péroné et avec ces os les muscles qui les accompagnent.

Cette théorie de Dareste s'appuie sur des pièces nombreuses d'embryon de poulet, où l'on voit des malformations multiples dues à l'étroitesse de l'amnios, et qui présentent souvent des adhérences avec le membre comprimé. Pour établir la liaison entre les mammifères et les oiseaux, Dareste cite le cas de l'embryon de mouton de Pouchet, dont nous avons parlé plus haut.

Non seulement, il peut y avoir étroitesse de la cavité amniotique, mais encore il peut exister, à la face interne de l'amnios, des brides, des adhérences qui jouent un rôle dans la production de la malformation. On doit voir sans doute une trace de ces adhérences dans cette petite dépression cicatricielle que l'on rencontre toujours au niveau de l'extrémité inférieure du cubitus, dans les cas d'absence congénitale du radius, de même qu'elle existe au sommet de l'incurvation tibiale dans l'absence congénitale du péroné.

Kirmisson cite le cas d'une petite fille atteinte de main bote et ayant à la partie inféro-externe de l'avant-bras une cicatrice de 4 centimètres de longueur, et coupant obliquement de haut en bas et d'arrière en avant le bord externe de l'avant-bras. La sage-femme qui a fait l'accouchement déclare que l'enfant présentait au moment de la naissance, à l'endroit de cette cicatrice, une plaie en voie de suppuration. Nul doute qu'il ne faille voir, dans cette plaie suppurante existant au moment de la naissance, la trace d'adhérences amniotiques auxquelles on peut rapporter également la main bote constatée.

Cette existence de brides ou d'adhérences amniotiques peut produire de véritables amputations. Nous n'avons pas pu trouver dans les observations d'absence congénitale du radius, que nous avons consultées, les traces d'une amputation du radius, comme les a constatées M. Siraud dans un cas intéressant d'absence congénitale du tibia, qu'il a signalé à la Société de Chirurgie de Lyon (2 juin 1898). « Le tibia est incomplet et se termine au tiers supérieur en s'effilant par une pointe osseuse perceptible sous la peau. Au niveau de cette pointe est une grosse bourse séreuse hémisphérique, saillante et portant à sa surface une cicatrice transversale profondément déprimée. Cet aspect fait que le tibia semble avoir été sectionné à ce niveau. »

CHAPITRE VI

Traitement et indications

Le diagnostic de la lésion est facile; la palpation de l'avant-bras, le sens même de la déviation, l'absence de un ou plusieurs doigts permettront de reconnaître les anomalies du côté du squelette. S'il reste quelque doute à cet égard, on peut s'aider de la radiographie pour préciser le diagnostic. Nous avons reproduit, avec l'obs. I, la radiographie de l'avant-bras et de la main du malade.

Le pronostic est fâcheux. D'abord cette malformation est complexe et s'accompagne souvent de désordres graves concomitants, et l'absence partielle du squelette assombrit le pronostic.

Le traitement chirurgical de l'absence congénitale du radius est naturellement variable avec les lésions que l'on rencontre dans chaque cas particulier. Au chirurgien de décider ce qu'il est préférable de faire. Il est certain qu'il est inutile et souvent nuisible d'intervenir quand la main, en forme de crochet, peut rendre des services, lorsque les mouvements des doigts sont faciles. Nous chercherons à poser des indications générales, en nous rapportant à la sagacité du chirurgien pour les cas particuliers.

Trois grands modes de correction peuvent être employés :

1° Méthode orthopédique ;

2° Méthode mixte (orthopédie et ténotomies) ;

3° Méthode sanglante (arthrodèse).

Méthode orthopédique. — La méthode orthopédique comprendra deux temps :

1er temps : Redressement de la déviation à l'aide de manipulations, de massage, avec ou sans anesthésie. On peut employer le redressement lent et graduel à l'aide de la bande élastique, de la traction par les poids, etc., ou le redressement forcé sous l'anesthésie.

Son indication est nette quand la résistance fibreuse ou tendineuse n'est pas trop grande. Ces manipulations réussissent surtout très bien chez les jeunes enfants (T. Piéchaud).

2e temps : Application d'un appareil de contention pour maintenir le redressement. Chez les jeunes enfants, Kirmisson (1) se sert d'attelles en gutta-percha appliquées par dessus une bande en flanelle. Plus tard, on peut avoir recours à des appareils orthopédiques plus puissants, par exemple des appareils en cuir moulé, articulés au niveau du poignet, ou bien encore des appareils dans lesquels on

(1) Kirmisson. — Traité des affect. chir. d'orig. congénit.

fait intervenir la tension élastique exercée par des tubes en caoutchouc. Redard (1) préfère les redressements successifs sous des appareils plâtrés.

Méthode mixte. — Quand la rétraction musculaire et tendineuse oppose une résistance trop grande au redressement, on peut pratiquer la ténotomie sous-cutanée ou mieux à ciel ouvert. La section des fléchisseurs ne nous semble pas indiquée, car il est à craindre qu'elle ne compromette les fonctions des doigts en cas de non-réunion des extrémités tendineuses sectionnées. On ne doit pas non plus couper les adducteurs, car les muscles antagonistes prendraient la prépondérance et repousseraient constamment la main dans sa position pathologique. Après la section des tendons, on met la main dans un appareil plâtré ou une gouttière pendant quelques semaines et on continue par l'application d'un appareil orthopédique.

Sayre (2) préfère à la ténotomie la résection du cubitus pour faciliter le redressement de la main. L'intégrité musculaire est ainsi conservée.

Après le redressement par les deux méthodes que nous venons d'indiquer, il faut faire exécuter au membre un travail approprié, combattre l'atrophie par des électrisations, et imprimer aux doigts des mouvements pour les rendre plus souples.

On peut modifier l'incurvation du cubitus par l'ostéoclasie ou l'ostéotomie.

(1) Redard. — Chirurgie orthopédique.

(2) Sayre. — N.-York Med. J., 1893, p. 530.

Arthrodèse. — Elle consiste essentiellement à remédier au défaut de solidité du poignet résultant de l'absence du radius par la soudure du carpe à l'extrémité inférieure du cubitus.

Pour arriver à ce résultat, on peut faire une résection très légère ou mieux un grattage du cubitus, l'avivement des os du carpe et on suture les deux segments osseux. L'opération peut s'accompagner de ténotomies en respectant toutefois les adducteurs et les fléchisseurs. On place le membre opéré dans un appareil plâtré en conservant une bonne position et on obtient ainsi une ankylose osseuse.

Sayre, comme nous l'avons vu dans l'Obs. IV, a même essayé de laisser le cubitus libre et de ne pas pratiquer de suture osseuse. Il espérait ainsi obtenir un membre plus utile. Trois semaines après l'opération il imprime à la nouvelle articulation des mouvements de flexion et d'extension pour prévenir l'ankylose. A la suite de ce traitement, le malade put exécuter volontairement des mouvements et la préhension des objets fut rendue plus facile qu'auparavant. Pour empêcher la main de se dévier en dehors, on appliqua un appareil orthopédique permettant les mouvements de flexion et d'extension et supprimant tout mouvement de latéralité.

Récemment *Bardenheuer* (1) a proposé une opération très originale, consistant à remplacer le radius, au moins dans sa partie inférieure, par de l'os et à

(1) *In* RINCHEVAL, *Ach, f. path. Anat.*, 1894, p. 802.

corriger ainsi sûrement et d'une façon stable la position défectueuse de la main.

Voici le manuel opératoire : Incision le long du cubitus. On délivre cet os de ses attaches et on luxe de nouveau la main sur le côté radial. Le cubitus est fendu longitudinalement avec un couteau à résection jusqu'à sa moitié environ. On divise ainsi la moitié inférieure du cubitus en deux fragments, l'un radial, l'autre cubital. Le carpe est gratté et avivé. Les fragments sont écartés (l'écartement peut atteindre 2 cent. 1/2 à 3 cent.) et, dans la fente ainsi obtenue, on introduit le carpe que l'on fixe par deux clous, l'un sur le côté radial, l'autre sur le côté cubital. Suture des téguments. Le membre est placé en bonne position dans une gouttière pendant huit jours. Plâtre pendant cinq semaines.

Rincheval dit que l'opération est relativement facile si l'on procède avec prudence. Il peut se présenter un incident opératoire, c'est la fracture du fragment radial à la pointe de l'angle de séparation. Mais cela ne porte aucun préjudice au résultat.

L'introduction du carpe dans la fente osseuse ne donne lieu à aucune difficulté, surtout si le carpe est déjà diminué par l'absence congénitale du scaphoïde et du semi-lunaire.

Dans les cas d'incurvation prononcée du cubitus, après cette opération, la main est en abduction. Bardenheuer conseille alors l'ostéoclasie du cubitus et son redressement consécutif.

Bardenheuer a fait trois opérations de ce genre. La première sur un enfant de six mois bien développé (son avant-bras droit était plus court que le gauche de deux centimètres) ; la deuxième, sur un enfant de dix ans atteint de carie de l'extrémité inférieure du radius avec varus considérable de la main ; la troisième sur un enfant de sept semaines qui fait l'objet de l'obs. V.

Le résultat fut aussi bon que possible, aussi bien au point de vue fonctionnel qu'au point de vue esthétique. Chez les deux premiers opérés, le fonctionnement est bon ; la mobilité du poignet est suffisante, presque normale. Chez le troisième, le résultat paraît satisfaisant, mais l'opération est de date trop récente pour qu'on puisse émettre un avis valable,

Rincheval a revu, un an et demi après l'arthrodèse, le premier opéré de Bardenheuer. La différence de longueur des avant-bras, qui atteignait auparavant deux centimètres, n'était plus que de un centimètre.

Mac Curdy (1) n'ayant pas pu employer la méthode de Bardenheuer, a fait la résection du cubitus sur un enfant de cinq mois, atteint d'une double absence congénitale du radius avec main bote. Les parties molles étaient trop courtes pour permettre au carpe d'arriver à la hauteur du cubitus. Il fit la résection partielle du cubitus et aviva par le grattage le semi-lunaire. Puis le semi-lunaire et l'extrémité inférieure du cubitus furent perforés et réunis par des fils de soie. Il fallut sectionner les tendons du côté radial avant de pouvoir redresser la

(1) Mac Curdy. — *N. York Med. J.*, septembre 1895.

main Le membre fut mis dans un appareil plâtré. Résultat bon. L'opération fut faite du côté gauche seulement ; celle du côté droit était déjà projetée quand le malade succomba, cinq mois après, de tuberculose pulmonaire.

R.-H. Sayre (1) fit porter, dans un cas, la résection sur le carpe. Le cubitus était si petit qu'il semblait absolument impossible de le faire glisser pour l'amener jusqu'au carpe. Alors il fixa le cubitus à une surface articulaire artificielle faite dans le carpe.

La résection et la suture osseuse aboutissent fatalement à l'ankylose.

Dans le cas où le carpe s'articule au cubitus par une bonne articulation, Sayre a proposé de sectionner le cubitus juste au-dessus de la surface d'articulation, de le tourner sur lui-même à angle droit de façon à ramener la main dans sa position normale et de suturer dans cette position. Nous n'avons pas trouvé d'observations relatant une opération de ce genre.

L'opération de Bardenheuer permet, dans la suite, des mouvements assez étendus. Bardenheuer, Rincheval et Curdy conseillent d'intervenir de meilleure heure possible, de préférence avant l'âge de 1 an, car alors la division du cubitus est beaucoup plus facile. Mais une objection se produit : l'opération doit avoir une influence sur l'accroissement en longueur du cubitus. En effet, Nové-Josserand

(1) Acad. Méd., New-York, 1897.

(Thèse Lyon, 1893) a fait, sur un lapin de 15 jours, une section longitudinale du cartilage conjugal inférieur du radius avec écartement des fragments. Il obtint, vingt-quatre jours après, un raccourcissement de 1 mm. 1/2 et une ossification de la diaphyse et de l'épiphyse.

Cependant Rincheval n'a trouvé sur le premier enfant opéré par Bardenheuer qu'une différence de longueur de 1 cm., un an et demi après l'opération, alors qu'elle atteignait auparavant 2 cm. Dans ce cas-là, l'excitation mécanique du cartilage épiphysaire ne paraît pas avoir exercé d'influence enrayante sur l'accroissement. Rincheval a répété l'opération sur de jeunes lapins et de jeunes chiens.

Chez un lapin de 4 semaines, il a obtenu un très bon résultat. Le membre est capable de fonctionner. Ses mouvements sont satisfaisants. Dix semaines après l'opération, on fait l'autopsie. La fente osseuse a totalement disparu et est remplacée par de l'os. Le membre opéré est de 7 mm. plus court que le membre sain, différence que Rincheval explique par le déplacement du carpe et sa transplantation entre les deux fragments.

D'ailleurs, le raccourcissement du membre supérieur ne doit pas inquiéter outre mesure le chirurgien pourvu que le membre soit utile (Sayre).

Quand faut-il intervenir et comment faut-il intervenir ? — Tous les auteurs sont d'accord à déclarer qu'il faut intervenir de meilleure heure possible. Dans l'absence congénitale du radius, la malformation va en s'aggravant à mesure que le sujet avance en âge. La main accentue de plus en plus sa position pathologique grâce à des rétractions tendineuses et musculaires. Le membre devient inutile ou à peu près, l'atrophie musculaire prend des proportions graves et peut devenir irrémédiable. Il n'est pas jusqu'au système osseux qui ne se ressente du non-fonctionnement. Jäger a démontré que l'accroissement longitudinal d'une extrémité dépend en première ligne de son fonctionnement. Donc, position de plus en plus défectueuse de la main, atrophie du membre en épaisseur et en longueur, si bien que le membre finit par devenir complètement impotent, inutile, gênant même. C'est dans ces cas que Kümmel a proposé la désarticulation et Pauli l'amputation.

Il faut intervenir le plus tôt possible, avant l'âge d'un an, faire le redressement de la main, appliquer un appareil, laisser aux doigts leur libre mouvement et veiller à ce que le membre travaille, soit par les massages, soit par l'électrisation.

Si les moyens de contention ne remédient pas au défaut de solidité du poignet et ne permettent pas le fonctionnement utile du membre, si la main ne peut être redressée, alors seulement il faut intervenir par la méthode sanglante.

Quelle opération faut-il conseiller? Certes, l'opération de Bardenheuer paraît parfaite puisqu'elle a laissé, dans les quelques cas que nous connaissons, une mobilité suffisante. Malheureusement, les observations en sont encore restreintes, on ne peut se baser que sur un petit nombre de faits et c'est l'avenir qui nous apprendra sa valeur exacte.

L'inconvénient de la résection et suture est l'ankylose. Néanmoins, malgré cette ankylose, le membre possède encore une grande utilité et nous ne serons pas si pessimistes que Burckhardt pour qui une intervention pareille est non seulement sans espérances, mais contre-indiquée.

Lorsque les moyens orthopédiques deviennent insuffisants, lorsque le sujet avance en âge (5 à 10 ans), on peut faire l'arthrodèse. On est alors placé dans de meilleures conditions de terrain. Le sujet supporte mieux l'opération et le résultat est préférable.

C'est ce que M. le professeur agrégé Siraud a proposé pour la malade de l'obs. I. Appareils orthopédiques jusqu'à l'âge de 10 ans. Arthrodèse à cet âge. On pourra même tenter de conserver la mobilité de la nouvelle articulation par la méthode de Sayre relatée dans l'obs. IV, quitte à faire, plus tard, une suture osseuse si cette méthode ne donne pas de résultats.

CONCLUSIONS

1° L'absence congénitale du radius est une affection assez rare, caractérisée essentiellement par une déviation permanente de la main sur le bord radial de l'avant-bras (main bote). Elle s'accompagne fort souvent d'autres malformations concomitantes.

2° L'absence congénitale du radius est partielle ou totale. Elle répond à un ensemble bien défini de symptômes constants à côté de symptômes accessoires très variables. Elle s'accompagne de l'absence des muscles qui s'insèrent sur le radius. Le pouce et son métacarpien manquent très souvent, ainsi que les os de la rangée externe du carpe. Le condyle huméral fait défaut. Le cubitus est incurvé, le plus souvent avec concavité du côté radial ; au niveau de son extrémité inférieure, se trouve une dépression cicatricielle. Le nerf radial se perd ordinairement au niveau de l'extrémité supérieure de l'avant-bras. Le pouls radial n'est pas ou est à peine perceptible.

3° Cette anomalie s'explique par un arrêt de développement dû à une pression de l'amnios (brides, adhérences). Cette théorie explique également la concomitance d'autres malformations.

4° Le diagnostic est facile. Le pronostic est rendu fâcheux par l'absence osseuse.

5° Les différents traitements se résument en ceci: orthopédie, ténotomie, résection, arthrodèse. Le choix des procédés et leurs indications sont variables suivant les cas. L'opération de Bardenheuer paraît promettre beaucoup. Néanmoins, les observations en sont rares et sa valeur a besoin d'être affirmée par de nouvelles observations.

BIBLIOGRAPHIE

AMBROISE PARÉ. — Œuv. compl., livre XXV.
J.-L. PETIT. — Mem. de l'Acad. des Sciences, 1733.
MECKEL. — Handbuch der path. Anat., vol. 1.
JOERG — Difform. du corps humain. Leipzig 1816, p. 82.
LEDIBERDER, — *Bull. Soc. Anat.* 1835.
PRESTAT. — *Ibidem*, 1837.
CRUVEILHIER. — *Ibidem*, 1845.
ROGER et HOUEL, — *Union Méd.*, 1851, p. 562.
DAVAINE. — Compte rendu Soc. Biol.,1851.
ROMBEAU. — Soc. Anat., 1852.
LEDRU. — *Bull. Soc. Anat.*,1855.
ERICHSEN. — *The Lancet*, London,1858, p. 605.
LEGENDRE. — Compte rendu Soc. Biol.,1859,
GRUBER. — Archiv. f. path. Anat. Berlin 1865,
LARCHER. — Etud. phys. et méd. sur quelques lois de l'organ., 1868, page 221.
HENSCHELL, — Inaug. Diss. Halle,1872.
HUGUIER. — *Arch. gén. de méd.*,octobre 1873.
H. COULON. — *Bull. Soc. Anat.* 1875, p. 497.
LETULLE. — *Ibid.* 1875, p. 309.
SCHNELLE. — Inaug. Diss. Gœttingen, 1875.
HERSCHELL. — Inaug. Diss. Kiel, 1878.
HOLMES. — Thérap. des mal. chir. des enfants.
OWEN. — Traité pratique de chirurgie infantile.
DARESTE. — *Journ. de l'Anat. et phys.* 1882, p. 510.
YOUNG. — *Méd. News*,12 mai 1888.

HOFFA. — *Münschener méd. Wochen*, 1er avril 1890.
SCHULTHERS. — *Corresp.,Blatt f. Schw. Aerzte*,1890.
BURCKHARDT. — Inaug. Diss. Zurich,1890.
— — Jahrbuch f. kinderheilkunde, 1890, Heft 4.
HOFFA. — Lehrbuch der orth. Chir.,1891, p. 481.
KIRMISSON et SAINTON. — *Rev. d'Orth.*, 1892.
BERNACCHI. — Soc. Ital. d'Orth.,1892.
BAJARDI. — *Ibidem*,1892.
KIRMISSON et LONGUET. — *Rev. d'Orth.*,1893.
SAYRE. — New-York Acad. of Med.,13 fév. 1893.
— *N.-York med. J.*,4 nov 1893.
COHEN. — *Archiv. f. path. Anat.*,1894.
RINCHEVAL. — *Archiv. f. Klin Chir.* 1894, p. 802.
JOACHIMSTHAL. — *Deut. Méd. Wochens.*,décembre 1895.
REDARD. — Chirurgie orthopédique.
MAC-CURDY. — *New-York Méd. J.*,septembre 1895.
WERNER-KUMMEL. — Inaug. Diss. *Cassel*,1895.
WHITMAN. — *Annals of Surgery*, août 1896.
MACKENSIE. — *N.-York. Méd. J*, 20 février 1897.
THOMSON. — Trans. Amer. orth. assoc., p. 165, 1897.
TAYLOR. — Acad. Med. N.-York.octobre 1897.
V. STUBENRAUCH. — *Berl. Klin. Wochens.*, mars 1897.
BOUVIER. — Dict. Encycl (Article Main bote).
LE DENTU. — Dict. Jaccoud (Art. Main bote).
OSCAR SCHMID. — *Zeitschrift f. orth. Chir.* 2er Band, Heft 1 et 2, p. 59.
SAYRE. — Acad. Med. N.-York,1897.
— . Orthopedic Surgery.
KIRMISSON. — Traité des affections chirurgicales d'origine congénitale 1898.
SIRAUD. — *Bull. Soc. de Chir. Lyon*,1898.
KIRMISSON et LONGUET. — *Rev. d'Orthop.* 1898, p. 35.
POIRIER. — Traité d'Anat., t. I.

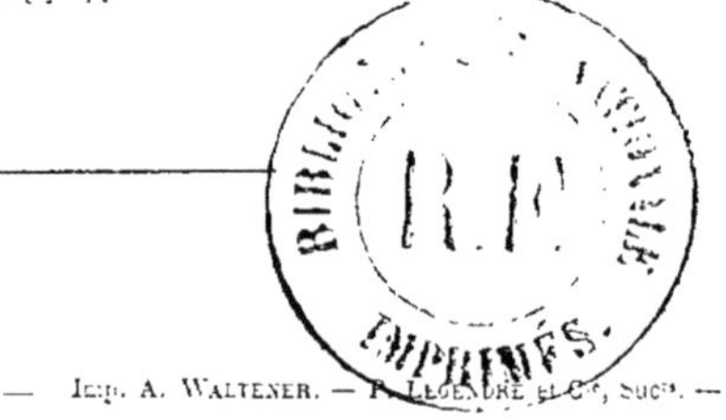

72.776. — Imp. A. WALTENER. — P. LEGENDRE et Cie, Sucrs. — Lyon.

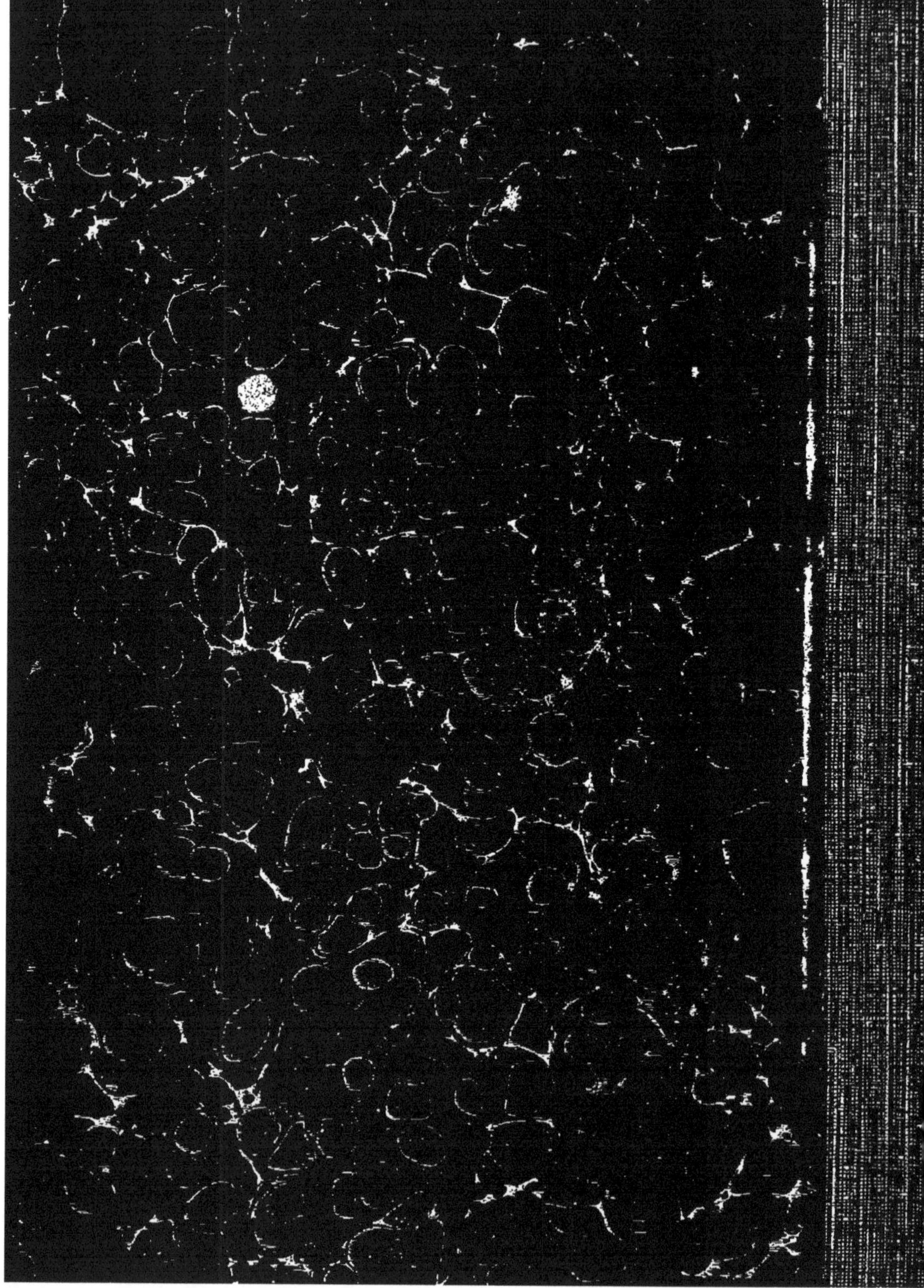

www.ingramcontent.com/pod-product-compliance
Ingram Content Group UK Ltd.
Pitfield, Milton Keynes, MK11 3LW, UK
UKHW021008200726
13857UKWH00004B/1349